Sitzungsberichte
der Akademie der Wissenschaften
der DDR
Mathematik – Naturwissenschaften – Technik

1 N

1985

F. G. Wihsmann / G. Berger
V. Thieme / H. Hofmann

Biovitrokeram Implantatwerkstoffe

AKADEMIE-VERLAG · BERLIN

Sitzungsberichte
der Akademie der Wissenschaften
der DDR
Mathematik – Naturwissenschaften – Technik

Jahrgang 1985 · Nr. 1/N

F. G. Wihsmann/G. Berger/V. Thieme/H. Hofmann

Biovitrokeram – Implantatwerkstoffe

AKADEMIE-VERLAG · BERLIN
1985

Vortrag und Diskussionsbeitrag aus der
Sitzung der Klasse Chemie der Akademie
der Wissenschaften der DDR vom 17. 11. 1983

Herausgegeben im Auftrage
des Präsidenten der Akademie
der Wissenschaften der DDR
von Vizepräsident Prof. Dr. Heinz Stiller

ISSN 0138–3965
Erschienen im Akademie-Verlag, DDR-1086 Berlin, Leipziger Str. 3–4

Lizenznummer: 202 · 100/43/85
Printed in the German Democratic Republic
Gesamtherstellung: VEB Druckhaus Köthen
LSV 1255
Bestellnummer: 763 468 4 (2010/85/1/N)
00450

Inhalt

Fred G. Wihsmann, Prof. Dr. sc., *Georg Berger*, Dr.-Ing., Zentralinstitut für anorganische Chemie der Akademie der Wissenschaften der DDR

Biovitrokeram – Implantatwerkstoffe und ihr Einsatz als Substitut für biologische Hartgewebe 5

Volker Thieme, Dr. sc. med., Klinik für Kiefer-Gesichts-Chirurgie und Plastische Chirurgie des Bereichs Medizin der Friedrich-Schiller-Universität Jena
Herbert Hofmann, Dr. sc. med., Abteilung für Kiefer-Gesichts-Chirurgie am Bezirkskrankenhaus Suhl

Der Einsatz der Biovitrokeramik zum alloplastischen Hartgewebeersatz im Kiefer-Gesichtsbereich
Eine tierexperimentelle und klinische Studie 29

Fred G. Wihsmann/Georg Berger

Biovitrokeram – Implantatwerkstoffe und ihr Einsatz als Substitut für biologische Hartgewebe

Knochen können als Verbundwerkstoffe betrachtet werden. Ihr Gefüge, das aus anorganischem, organischem Material und Poren besteht, ist biologisch und mechanisch optimiert; ihr Wachstum ist u. a. mechanisch stimulierbar, wobei ein fibrillär-schuppiger Habitus bevorzugt wird, wie Abbildung 1 erkennen läßt. Etwa 30% des Feststoffanteiles bestehen aus organischem Material, davon wiederum mehr als 90% aus Kollagen – einem fibrillären Skleroprotein. Der Rest wird von einer amorphen Grundsubstanz, die verschiedene Verbindungen wie Polysaccharide u. a. enthält, gebildet.

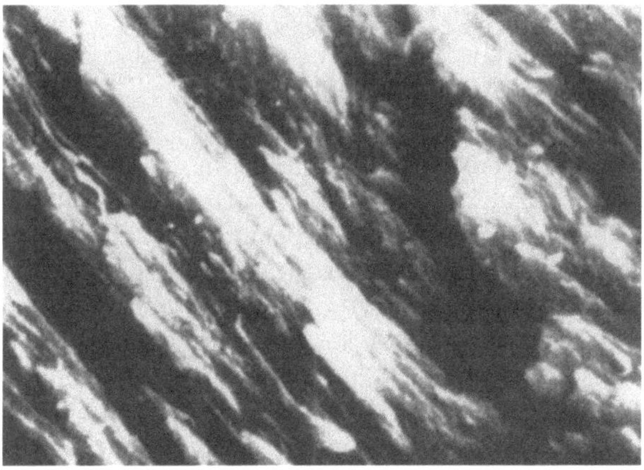

Abb. 1 Fasrig-schuppiger Habitus der anorganischen Knochengrundsubstanz

Etwa 70% des festen Knochenmaterials sind anorganischer Natur (Abb. 2) und bestehen im wesentlichen aus Calciumphosphaten (Ca : P-Verhältnis = 1,6 . . . 1,73), die in speziellen Knochenzellen und an Kollagenfibrillen gebildet werden. Hierfür wird eine Kristallkeimbildung durch Komplexe aus Kollagen und anorganischen Gruppen angenommen, die die Ausscheidung eines etwa zu 60% kristallinen Materials (Basis Apatitgitter) bewirkt. Dabei überwiegt im kindlichen Knochen Defektapatit, der allmählich durch Ionenaustausch ($2 H^+ \rightleftharpoons Ca^{2+}$) zu Hydroxylapatit altert. Außerdem findet sich im Knochen auch Tricalciumphosphat (TCP) als Füllsubstanz.

Bei der Simulierung der Bildungsbedingungen der anorganischen Knochensubstanz im Labor (in vitro) wird aus übersättigten Lösungen $Ca_9(PO_4)_6$ ausgeschieden, das zu Clustern aggregiert und schließlich Apatit bildet.

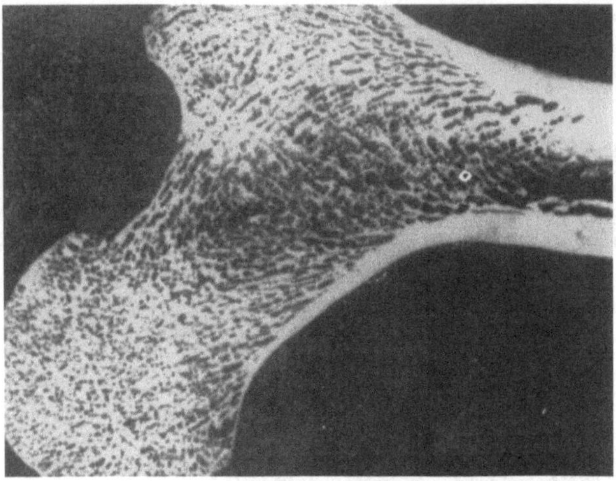

Abb. 2 Mechanisch optimiertes (Fachwerk-)-Gerüst eines Gelenkknochens

Unterschiedliche Ursachen können es erforderlich machen, Teile von Knochen temporär oder dauerhaft zu ersetzen bzw. Lücken auszufüllen. In Tabelle 1 sind eine Reihe von Implantataufgaben an Beispielen dargestellt worden, dabei wurden in früheren Jahren ebenfalls benutzte Materialien wie Holz, Elfenbein, Edelmetalle nicht mehr berücksichtigt, da sie den heutigen Anforderungen an Substitutionssubstanzen für ein sich in weitem Umfange selbstregulierendes Werkstoffsystem kaum mehr entsprechen. Während für temporäre Ausfüllungen resorbierbare TCP-Materialien und für temporäre Stützfunktionen (tragend) u. a. Titanlegierungen mit gutem Erfolg eingesetzt werden, gibt es für dauerhafte – tragende wie nichttragende – Funktionen auch mit dem Einsatz der quasi inerten Korundkeramik in Verbindung mit Polymethylmethacrylat (PMMA) als Kittsubstanz noch keine befriedigenden Lösungen (Tab. 2 zeigt konventionell genutzte Implantatmaterialien).

Es lag deshalb nahe, mit Materialien zu experimentieren, deren chemische Zusammensetzungen der des Knochens entsprechen, aber vom Körper nicht resorbiert werden, sondern hohe biochemische Beständigkeit und Verträglichkeit sowie eine möglichst feste „Bindungsfähigkeit" zum Knochen in sich vereinen.

Tabelle 1 Knochendefekte und Implantattypen

Aufgabe	Beispiel	Mittel	Internationaler Stand	offene Fragen
a) temporäre Stützfunktion	Röhrenknochenbruch	Titanlegierung-Schiene und Schraube	im allgemeinen ausreichend	Unverträglichkeit (akute Toxizität)
b) temporäre Ausfüllung	Wurzelresektion, kleine Knochendefekte	resorbierbares Material (TCP), Körnungsreaktionen	im Tierversuch gelöst, erste klinische Erprobung	Korrelation zwischen Resorption und Wachstum ist nicht ausreichend kontrollierbar
c) dauerhafte nichttragende Funktion	Knochendefekte (z. B. Orbitaboden)	Bioglas oder Biovitrokeram	im Tierversuch gelöst, erste klinische Erprobung	weitere Optimierung
d) dauerhaft tragende Funktion	Oberschenkelgelenkersatz	Korundprothese (Biokeramik); „Knochenzement" PMMA*	z. Z. mit einer wahrscheinlichen Anwendungsdauer von 15 Jahren	keine echte Knochenverbindung, z. T. Alterung des PMMA bzw. Unverträglichkeit
e) dauerhaft tragende Funktion mit vollständigem Verwachsen mit dem Knochen bzw. Aktivierung des Knochenwachstums	Zahnwurzelimplantate, Unterkieferersatz	Biovitrokeram, Bioglas	Erfolge im Tierversuch	bislang unzureichende Festigkeit (Verbunde?) evtl. kritisch für Weichgewebe
f) Verbundmaterial (Ultraschallverschweißen) (Bioaktiver Knochenzement)	Knochenbrüche (Implantatverbund und Knochen-Implantat-Verbund)	Bioglas, Biovitrokeram (Körnung)	erste Tieranwendungen	Korrosion der nicht bioaktiven Komponente; Oberflächenanteil der bioaktiven Komponente sehr hoch

* PMMA = Polymethylmethacrylat

Tabelle 2 Konventionell genutzte Knochenimplantatmaterialien

Werkstoffgruppe	Metalle	organische Polymere	anorganische nicht-metallische Werkstoffe	Verbunde
Beispiele	Platin Platin-Iridium Gold Silber Titan Titan-Legierungen (mit Al, Mn, V) Co-Cr-Legierungen Co-Cr-Mo-Legierungen Co-Cr-Mo-Ni-Legier. Tantal Rostfreier Stahl (z. B. FeNiCrMn) etc.	Polymethylmethacrylate (PMMA) Teflon Polypropylen Polyurethane Silikonkautschuk Polyethylen Kollagen, Lösungen Gelatine etc.	Knochenporzellan Al_2O_3-Keramik TiO_2-Keramik Hydroxylapatit (HA) Tricalciumphosphat (TCP) bioaktive Gläser Vitrokeramiken und Sinterglaskeramiken Calciumaluminate $MgAl_2O_4$-Spinell Glaskohlenstoff	Proplast PTFE (C-Fasern) Ti-Leg. / pyrolyt. Kohlenstoff Bioglas-beschichtete Al_2O_3-Keramik und Cr-Co-Mo-Legierung HEMA-Hydrogel-gefüllter, poröser Apatit
Vorteile	hohe Biegefestigkeit, guter Röntgenkontrast	angepaßter E-Modul	bioinertes bis bioaktives Verhalten im Gewebe, hohe Verschleißfestigkeit, (Oxidkeramik)	Vorteile bzw. Nachteile können nicht verallgemeinert werden
Nachteile	Korrosion (Metallose)	rasche Alterung, geringe Dauerfestigkeit, toxische Monomere	geringe Biegefestigkeit (hohe Sprödigkeit)	

Solche Zusammensetzungen können auf glastechnischem bzw. keramischem Wege zweckmäßig zu Formkörpern oder Granulaten verarbeitet werden. Dabei läßt sich Glas als rasch abgekühlte (unterkühlte) nichtkristalline Schmelze gewinnen, seine Eigenschaften sind alle richtungsunabhängig und im allgemeinen deutlich von denen kristallinen Materials gleicher chemischer Zusammensetzung verschieden. Keramik wird demgegenüber durch Brennen (Sintern) von geformten anorganischen Pulvergemischen, die zumeist oxidisch sind, hergestellt und ist überwiegend kristallin.

Vitrokeram wird nun durch Entglasen (oder partielles Kristallisieren) infolge Temperns von glasigen Materialien, die homogene oder heterogene Kristallkeimbildner enthalten oder ausbilden, gewonnen. Es vereint in sich keramischen Materialien entsprechende Eigenschaften mit den Vorteilen der Herstellung auf dem Schmelzweg. Biovitrokerame sind eine Varietät partiell kristallisierter Gläser, sie bestehen chemisch aus modifizierten Calciumphosphaten, die knochenanaloge kristalline Phasen bilden. Generell müssen Implantatmaterialien bestimmte Kriterien erfüllen (Tab. 3), um als biokompatible Werkstoffe eingesetzt zu werden. In Tabelle 4 sind die verschiedenen Typen dargestellt und erläutert.

Im Mittelpunkt der weiteren Betrachtung stehen bioaktive Werkstoffe, die dauerhaft ohne mechanische Befestigung mit dem Knochengewebe (Hartgewebe) verwachsen und selbsttragend eine ermüdungsfreie – knochenfunktional gesehen – Ergänzungs- bzw. Wiederherstellungsfunktion übernehmen.

Entsprechend der vorerwähnten Annahme, wonach chemisch-mineralisch knochenäquivalente Stoffe diesen Bedingungen am nächsten kommen, wurde TCP, das wegen seines hohen Schmelzpunktes bzw. schlechten Sinterverhal-

Tabelle 3 Kriterien für Implantatmaterialien

- Werkstofftechnische Eigenschaften
  - mechanische Stabilität
  - thermisches Verhalten wie Knochen
  - chemische Stabilität gegenüber Körpermedien
  - biologische Stabilität gegenüber mikrobakteriellem Angriff
- Physiologisch verträgliches Verhalten
  - Biokompatibilität (-tolerant, -inert, -aktiv)
  - nichttoxisch etc. wirkend
- Herstellung
  - ökonomisch vertretbarer Aufwand
  - Anwendung üblicher Techniken
  - oberflächenvergütbar
- Anwendung
  - einfache Handhabung
  - mittels einfacher Methoden sterilisierbar

Tabelle 4 Verhalten von Implantaten in biologischer Umgebung

- Korrosion 1
- Einscheidung 2
- Bildung einer dynamischen Grenzschicht 3
- Verwachsung 4

Biokompatible Verhaltenstypen

1		– resorbierbare Implantate – Aufzehrung
1	2	– biotolerante Implantate – relativ verträgliche Korrosionsprodukte
2		– bioinerte Implantate – kaum Reaktionsprodukte
3	4	– bioaktive Implantate – Reaktionsgrenzschicht; Verwachsung

tens zu nur unzureichenden Festigkeiten führt, chemisch modifiziert. Formlinge solcher Zusammensetzungen wurden auf ihre Eignung für den vorgesehenen Zweck experimentell überprüft.

Im Rahmen der vorliegenden Untersuchungen wurden Zusammensetzungen der Systeme

$$P_2O_5 - CaO - Al_2O_3 \quad (PCA)$$

$$P_2O_5 - CaO - SiO_2 \quad (PCS)$$

$$P_2O_5 - CaO - MgO \quad (PCM)$$

$$P_2O_5 - CaO - Al_2O_3 - SiO_2 \quad (PCAS)$$

u. a. erschmolzen, verarbeitet und in glasiger Form bzw. – sofern erhältlich – als Vitrokeram auf ihre physikalischen und chemischen Eigenschaften bzw. biologisches Verhalten überprüft.

In Tabelle 5 sind die wichtigsten angewandten Zusammensetzungsbereiche dargestellt. Die sie begrenzenden Eigenschaftstrends sind im wesentlichen die Schmelztemperatur bei hohen Al_2O_3-, CaO- oder SiO_2-Gehalten bzw. die Verdampfung bei höheren P_2O_5-Gehalten bzw. generell die technische Unmöglichkeit, glasiges Material herzustellen.

Während aus dem System PCA ausschließlich Gläser mit der hydrolytischen Klasse 1 ... 3 bzw. schlechter Laugenbeständigkeit gewonnen wurden, konnten im System PCS sowohl Gläser (schlechterer hydrolytischer Beständigkeit) als auch Vitrokerame hergestellt werden.

Zusammensetzungen des Systems PCM entsprachen nicht den Erwartungen und solche des Vierkomponentensystems PCAS ergaben je nach Temperung unterschiedliche kristalline Phasen und damit Eigenschaften, wobei Materialien dieses Systems teilweise bereits bei der Abkühlung kristallisierten. Durch Tempern in Wasserdampfatmosphäre bzw. durch Dotieren mit Fluoriden gelingt es, mit solchen Zusammensetzungen Hydroxylapatit bzw. Fluorapatit in einer ersten Kristallisationsstufe bei etwa 720 °C sowie Wollastonit bei einer zweiten Temperstufe (920 °C), wodurch die Festigkeit deutlich erhöht wird, auszuscheiden. Ebenfalls in Tabelle 5 sind wichtige Werkstoffparameter angegeben.

Bei der eigentlichen Werkstofftestung kommt es nun darauf an, die entscheidenden Parameter und deren Änderung über der Zeit bei Einwirkung praxisrelevanter Randbedingungen zu ermitteln und Methoden zu entwickeln, die eine komplexe Eignungsbestimmung unter Berücksichtigung der zulässigen Mindestanforderungen an die Bioeigenschaften garantieren.

Dabei ist grundsätzlich zwischen den Untersuchungen im lebendigen Körper – in vivo – (bzw. nach Wiederentnahme aus demselben) und solchen im Laboratorium – in vitro – bei teilweiser Anwendung von „in vivo"-Simulationen zu unterscheiden, wobei letzteren wegen der leichteren Zugänglichkeit und des Zeitfaktors zunehmende Bedeutung zukommt, ohne damit in Frage zu stellen, daß letztlich natürlich die eigentliche Erprobung im tierischen bzw. menschlichen Körper den Ausschlag für die Bewertung des Eignungstests gibt.

Bei den in vivo-Untersuchungen im engeren Sinne handelt es sich nach dem Einbau in vorbereitete oder Defektstellen im wesentlichen um indirekte Methoden, wobei Beobachtungen der Reaktion der Umgebung bzw. der flüssigen Körpermedien im Vordergrund stehen. Hierher gehört auch die moderne Methode der Scintigraphie, die ausgezeichnete Signale für eine Aktivität am körpereigenen Gewebe und so auch bei Resorptionsvorgängen (TCP wird innerhalb eines halben Jahres rückstandslos aufgenommen) bzw. bei Einwachsungen von Implantatmaterial durch Knochengewebe (ebenfalls innerhalb eines halben Jahres) gibt (Abb. 3). Nach der Wiederentnahme des

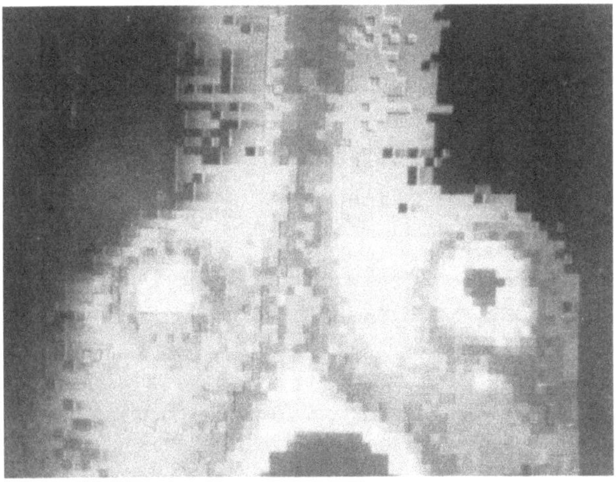

Abb. 3 Scintigraphische Aufnahme eines bioaktiven Materials und seiner Implantationsumgebung

Tabelle 5 Werkstoffeigenschaften von Biomaterialien

	Zusammensetzung (Masse-%)					Zusammensetzungsbeispiel
	SiO_2	P_2O_5	Al_2O_3	CaO	Rest	
PCS	40–55	5–15	–	25–40	5...7 Alkali, Fluoride	10 40 40 k
PCA	–	50–70	5–20	15–40	–	3 7 12
PCAS	5–10	35–40	10–20	30–35	–	70
					5	6

Implantates – im allgemeinen mit der umgebenden Knochenpartie – können werkstoffkundliche Untersuchungen zur Korrosion (siehe hierzu weiter unten), histologische Fluoreszensmessungen, die durch Einspritzen von Tetraverin in den noch lebenden Körper vorbereitet und mittels UV-Licht-Anregung zu kontrastreichen Bildern führen (siehe Abb. 4) sowie Untersuchungen

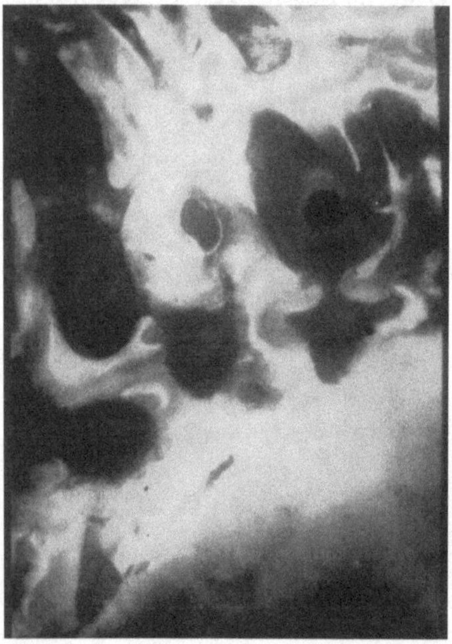

Abb. 4 Histologische Aufnahme (Fluoreszenzmikroskopie) eines bioaktiven Implantates (rechts unten im Bild) mit dem Knochen verwachsen; Vorbereitung der Präparation durch Spritzen von Tetraverin in den lebenden Körper

Hauptphasenanteil	Dichte $g \cdot cm^{-3}$	$Ak \cdot 10^7$ grd^{-1}	Tg °C	EG °C	WBK	σ Nmm^{-2}	E GPa
glasig	2,78	105	660	n. b.	4	110	n. b.
glasig	2,78	106	594	n. b.	4	n. b.	n. b.
Hydroxyl-(Fluor-) apatit (VK)	2,84	107	—	—	5	160	n. b.
glasig	2,55	66	738	765	1	n. b.	n. b.
glasig	2,53	70	578	625	1	80	75
glasig	2,64	35	501	558	1	n. b.	n. b.
-Tricalciumphosphat (spontan kristallisiert)	2,81	n. b.	—	—	3	20,2	n. b.
-Tricalciumphosphat, (VK)	n. b.	105	695	740	1	n. b.	n. b.

zur Bioaktivität mit Hilfe der Elektronenstrahlmikroanalyse bzw. Rasterelektronenmikroskopie durchgeführt werden, wie im vorletzten Abschnitt dieses Artikels noch ausführlich erläutert wird. Schließlich können an entnommenen Knochen-Implantat-Verbundproben auch Ausstoß- oder Haftkraftmessungen in Abhängigkeit von der Verweilzeit im Körper vorgenommen werden, wobei die besten, heute mit bioaktivem Material erreichten Werte nahezu der Festigkeit des ursprünglichen Knochens entsprechen.

Eine der einfachsten in vitro-Methoden betrifft die Prüfung der Zelltoxizität (siehe Abb. 5); es handelt sich hierbei um einen Vergleichstest von lebenden Zellen in Gegenwart des Implantatmaterials. Dabei bedeutet eine abfallende Kurve das Absterben von Zellen infolge Vergiftung, während ein Ansteigen der Kurve einer Stimulierung des Zellwachstums durch bioaktives Material entspricht, dazwischen liegt die reaktionsfreie „Wirkung" von bioinertem Material. Nicht entschieden werden kann mit diesem Test – ähnlich wie bei der Scintigraphie – ob die sichtbar gemachte Aktivität vertretbar ist. Etwas präzisere Aussagen hierzu gestattet eine Gruppe von Messungen, die die Auslaugbarkeit in verschiedenen Vergleichsmedien, die Bildung von Korrosionsschutzschichten sowie die Adsorption biologischer Polymere auf der Oberfläche potentieller Implantatmaterialien betreffen. Zunächst wird gewissermaßen die Biobeständigkeit des Materials vergleichend in bidestilliertem Wasser, in sog. RINGER-Lösung (die der interstitiellen Körperflüssigkeit mit pH = 7,4 bei 37 °C entspricht) und in RINGER-Lösung, der Humanserum Albumin (Proteine) zugesetzt wurde, (siehe Abb. 6) geprüft. Hierbei gilt solches Material als sehr biobeständig, bei dem die letztgenannten Lösungen die Auslaugung von Calciumionen gegenüber der Wasserbehandlung

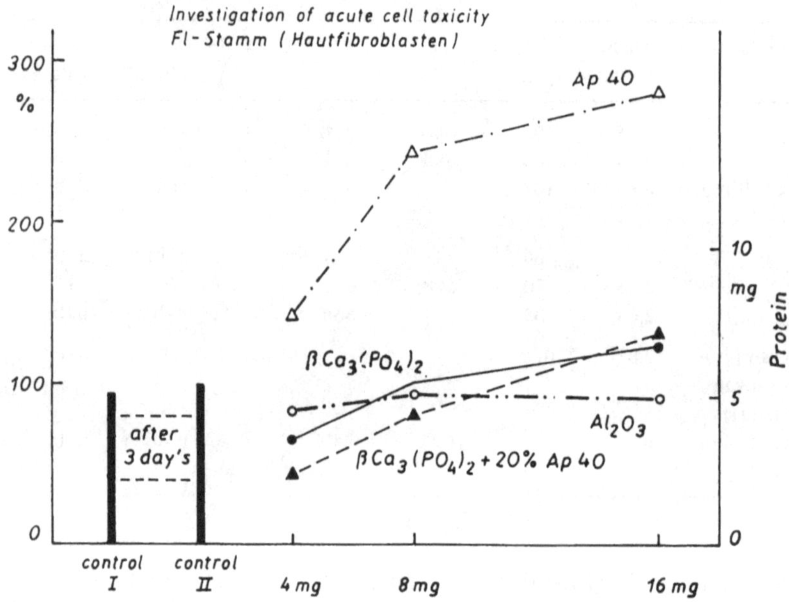

Abb. 5 Untersuchungen zur Zelltoxizität; ansteigender Kurvenzug deutet auf verstärktes Wachstum (Ap 40 – eine bioaktive Vitrokeramvariante)

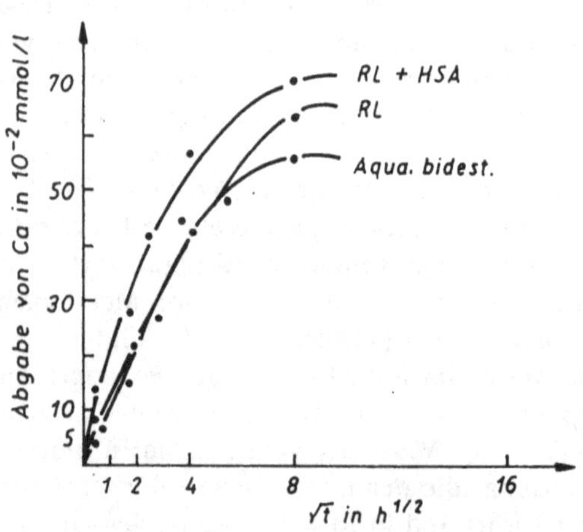

Abb. 6 Ermittlung des Beständigkeitsverhaltens im biologischen Medium verglichen mit dem in bidestilliertem Wasser – geringe Differenz der Kurven bedeutet gute Eignung des Implantatmaterials

nur wenig erhöhen. Parallel hierzu wird die Auslaugung über der Zeit verfolgt und schließlich die im Eluat nach 256 Stunden ermittelten Konzentrationen mit den Elementkonzentrationen im Blut verglichen, um die Einhaltung zulässiger Höchstzeitwerte zu kontrollieren (siehe Tab. 6). Eine weitere Messung betrifft die AUGER-spektroskopische Ermittlung der Ca^{2+}-Ionenkonzentration an der Implantatoberfläche nach der Behandlung in RINGER-Lösung bzw. der mit Humanserum Albumin versetzten RINGER-Lösung. Auf diese Weise wird die Ausbildung von Grenzschichten zwischen Implantatmaterial und biologischer Lösung nachgewiesen, die – wie noch gezeigt werden kann – eine Vorbedingung bzw. sogar eine Vorstufe der Verwachsung

Tabelle 6 Vergleich der Höchstzeitwert-Konzentrationen von Eluaten mit relevanten Elementkonzentrationen des Blutes

mmol/l	Blut/ Mensch	Ap 40 kr. RL	Ap 40 kr. RL + Pr.	Ap 40 kr. (bidest)	45 TCP/ 55 AP 40
Calcium	2,25–2,75	0,64	0,71	0,55	u. d. Ng.
Natrium	136–152	1,76	18,5	3,88	0,9
Kalium	3,8–5,5	0,05	0,10	0,04	0,02
Magnesium	0,75–1,05	0,02	0,12	0,07	0,02
Phosphor	0,8–1,3	0,39	0,04	u. d. Ng.	u. d. Ng.
Silicium	5,7–30		5,06	4,00	

kr. – kristallisiert; RL – RINGER-Lösung; Pr. – Proteine; AP 40 – eine Bio-VK-Variante; TCP – Tricalciumphosphat; u. d. Ng. – unter der Nachweisgrenze; bidest – aqua bidestillata

mit dem Knochen darstellt (Abb. 7). Als letzte z. Z. angewendete Methode ist in diesem Rahmen die Behandlung der Implantatmaterialien in biologischen Lösungen, die Kollagen o. a. Proteine enthalten, zu nennen. Dabei scheiden sich – wie Abbildung 8 zeigt – an wachstumsaktiven Materialien als Folge von Reaktionen, die anschließend noch näher erläutert werden, adsorptiv anorganische Knochensubstanz erzeugende biologische Polymere ab.

Werden Materialien mit bioaktivem Verhalten in Knochendefekte implantiert, so beginnt sofort die Korrosion, die aber nur in ihrer ersten Phase wie bei der in vitro-Auslaugung verläuft. Sehr schnell kommt es zur Ausbildung einer im dynamischen Gleichgewicht mit der Umgebung befindlichen Reaktionsgrenzschicht, die die weitere Korrosion allmählich verlangsamt und selbst durch Kristallisation und biologische Einflüsse modifiziert wird.

Zunächst sollen jedoch die verschiedenen Korrosionsmöglichkeiten von Gläsern bzw. Vitrokeramen erläutert werden, um Vorgänge an der Implan-

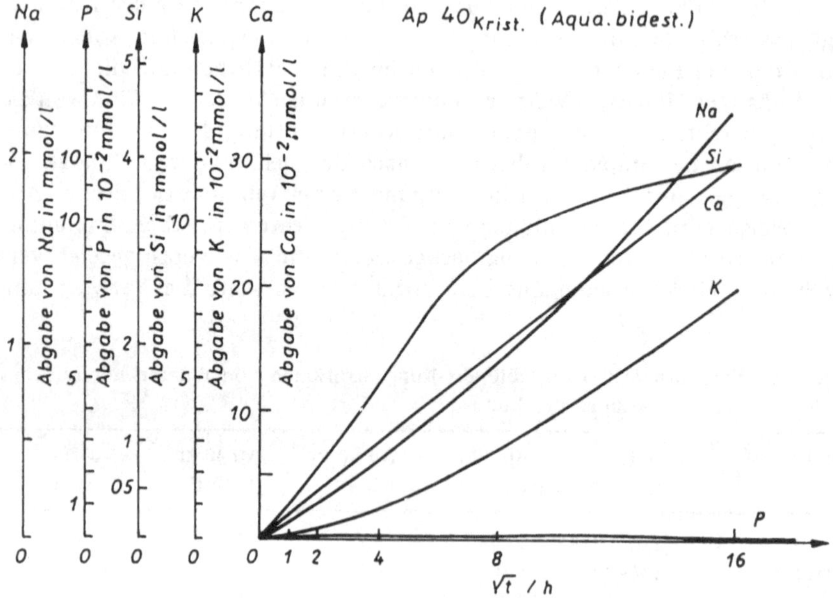

Abb. 7 Nachweis der Konzentration verschiedener Elemente in Eluaten der Implantatoberfläche mittels der Augerspektroskopie nach einer Behandlung in Korrosionsmedien

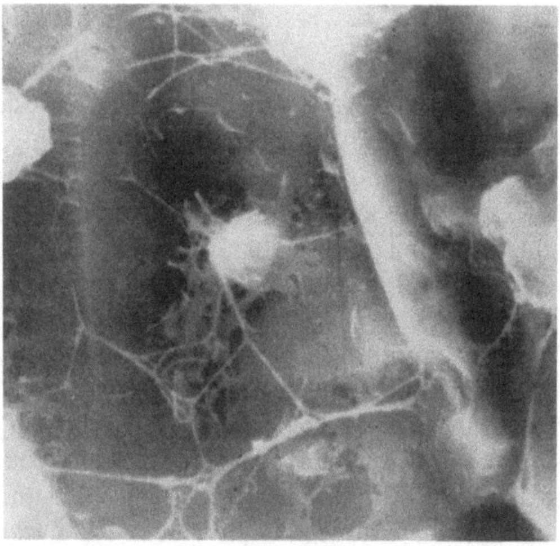

Abb. 8 REM-Aufnahme: Kollagenadsorption an der Reaktionsgrenzschicht von bioaktivem Material

tatoberfläche besser zu verstehen. Nach HENCH [1] unterscheidet man bei der Reaktion von Glas mit Flüssigkeiten fünf Korrosionstypen, je nach Art der Oberflächenreaktion. Dabei werden – wie Abbildung 10 zeigt – reaktionsfreie (Typ 1), eine oder mehrere Reaktionsschichten bildende (Typ 2 bzw. 3), partiell auflösende (Typ 4) und vollständig lösende (Typ 5) Glas-Korrosionsmedium-Kombinationen unterschieden.

Auf partiell kristallisierte Vitrokerame lassen sich diese Erkenntnisse übertragen und es kann gezeigt werden, daß beim Angriff auf bioaktive Materialien mit Zusammensetzungen aus dem PCS-System Reaktionsschutzschichten gebildet werden, die dem Typ 3 der Korrosion nach HENCH entsprechen. Bemerkenswert und schließlich entscheidend für den Wirkmechanismus ist, daß diese temporären Schutzschichten nach kurzer Zeit im Sinne der Verwachsung mit dem Knochen umfunktioniert und – wie noch dargestellt werden kann – in ihrer Ausbildung begrenzt zum Substrat knochenbildender biologischer Elemente werden.

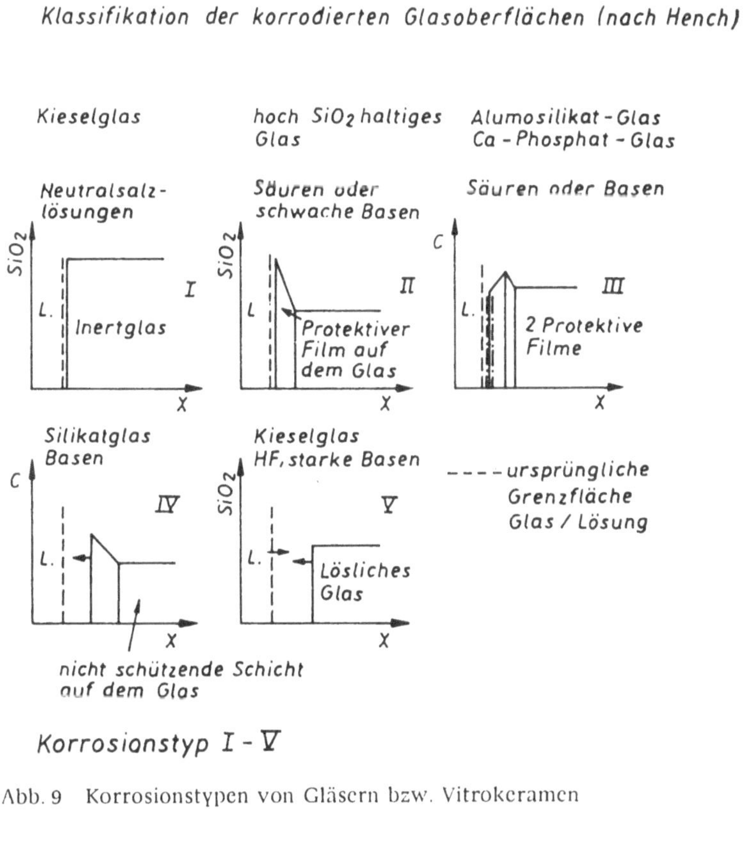

Abb. 9 Korrosionstypen von Gläsern bzw. Vitrokeramen

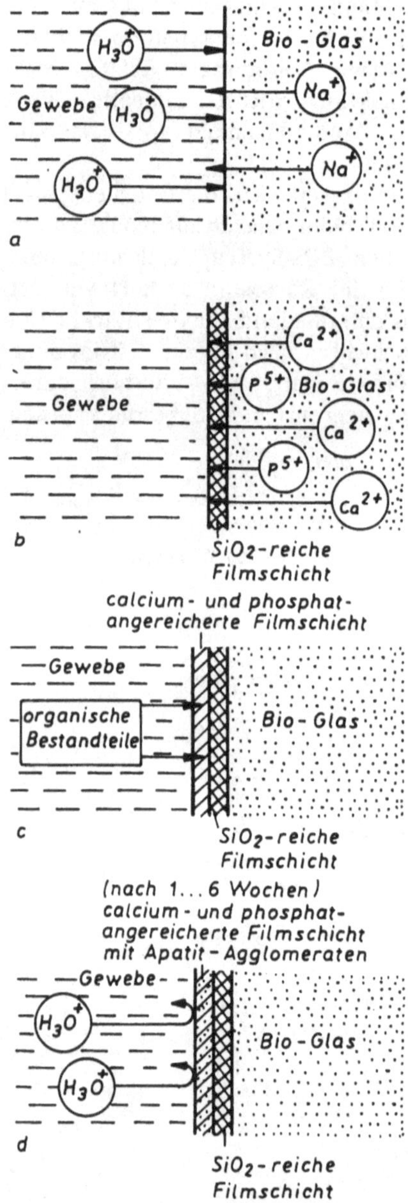

Abb. 10 Schematisierter Ablauf der Reaktionen an der Oberfläche bioaktiver Implantate

Bei PCS-Gläsern bilden sich oftmals fehlerhafte Schichten aus, was dann zu einer lochartigen Korrosion führen kann. Bei PCS-Vitrokeramen hingegen wird eine zuerst gebildete SiO_2-Gel-Schicht schnell von einer zweiten Schicht aus amorphem Calciumhydroxid und Phosphoroxid bestehend überlagert. Unter in vivo-Bedingungen läßt sich etwa folgender Ablauf der Reaktionen am eingesetzten Implantat rekonstruieren:

Zunächst erhöht sich im Gefolge eines Ionenaustausches $Proton_{(Lösung)} \leftrightarrow Na^+\text{-}Ion_{(Implantat)}$ aus der Oberflächenschicht der pH-Wert der Lösung und eine SiO_2-Gelschicht entsteht. Dieser vorgelagert entsteht eine an Calcium und Phosphor angereicherte zweite Schicht, die sich aus dem Eluat abscheidet. Allmählich beginnen beide sich dynamisch verändernden Schichten zu kristallisieren und währenddessen dringen Kollagen, Zellen und andere organische Verbindungen bzw. Moleküle in die Schichten ein, lagern sich an diese an und in den Zellen bzw. am fibrillären Kollagen wird anorganische Knochensubstanz ausgeschieden (Abb. 10). Während dieser gesamten Zeit schreitet die Korrosion zwar noch weiter voran, das Dickenwachstum der Schichten wird dabei aber vermindert (siehe Abb. 11), bis mit der Entstehung von

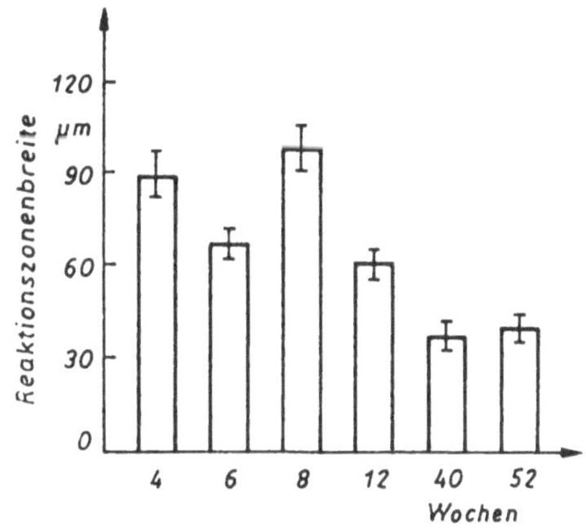

Abb. 11 Dicke der Reaktionsgrenzschicht in Abhängigkeit von der Liegedauer des Implantates im Knochen

Knochensubstanz am Implantat und am Knochen das zunächst abgelagerte Material sinnvoll verarbeitet wird und die Schichten wie auch allmählich der Zwischenraum Knochen – Implantat (Spalt) sich verkleinern und schließlich im Zuge der endgültigen Verwachsungen verschwinden. Eine Bindegewebsausbildung findet im Falle der Anwendung von bioaktivem Material nicht statt, wodurch letzten Endes die Verwachsung Knochen – Implantat überhaupt erst ermöglicht wird. Mit Hilfe der protoneninduzierten Röntgenstrahlemissionsanalyse (PIXE) läßt sich die Konzentration von Ca, P und Si einer 10 μm tiefen Schicht, d. h. bei geeigneter Präparation in der Implantatgrenzschicht, nachweisen (siehe Abb. 12).

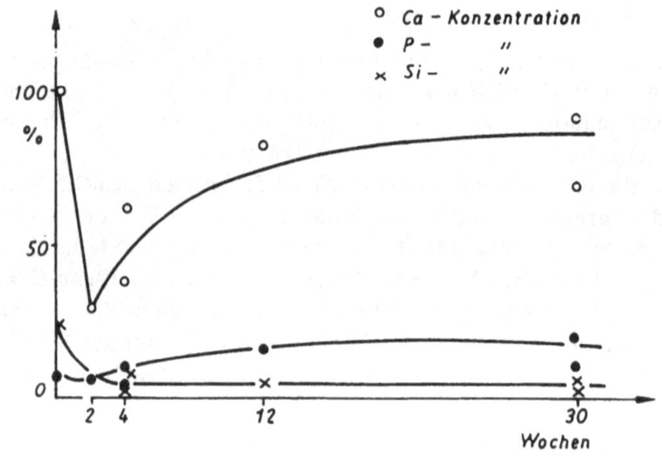

Abb. 12 Nachweis der Konzentration verschiedener Elemente in der Reaktionsgrenzschicht (10 bis 20 μm) zwischen Knochen und Implantat mit Hilfe der PIXE-Methode

Recht anschaulich ließ sich der Gesamtvorgang von Korrosion, Grenzschichtenbildung und Verwachsung an Hand von kombinierten Untersuchungen mittels Rückstrahlelektronenaufnahmen am Rasterelektronenmikroskop und Elementverteilungsanalysen (line scan und Flächen-scan) mit einem ARL-Elektronenstrahlmikroanalysator an extrahierten und präparierten Implantat-Knochen-Verbunden verfolgen.

Aus einer Vielzahl von Einzelanalysen wurde die in Abbildung 13 gezeigte Summenkurve der Elementverteilung für Si, Ca und P konstruiert, dabei ist deutlich die Ausbildung relativer Maxima der Elementkonzentration in der Reaktionszone insbesondere für Si und weiter von der Implantatoberfläche weg für Ca zu erkennen, während der Phosphorgehalt vom Implantat zum Knochen relativ rasch stetig zunimmt, so daß außerhalb der Si-Korrosionsschutzschicht im Zwischenraumgebiet beachtliche Ca- und P-Gehalte und damit ein offenbar bioaktives Milieu existieren.

Auch in der line-scan-Analysedarstellung der Abbildung 14, die einer Rückstrahlelektronenaufnahme überlagert ist, lassen sich die Ausbildung relativer Maxima bzw. die „materialgefüllte" Zwischenzone sehr leicht erkennen, die dunklen Flecke in der Knochenpartie zeigen Blutversorgungskanäle an (Absinken der Ca- und P-Konzentrationen auf 0, ihre Oberflächennähe spricht für ein wachstumaktives Verhalten des Knochens.

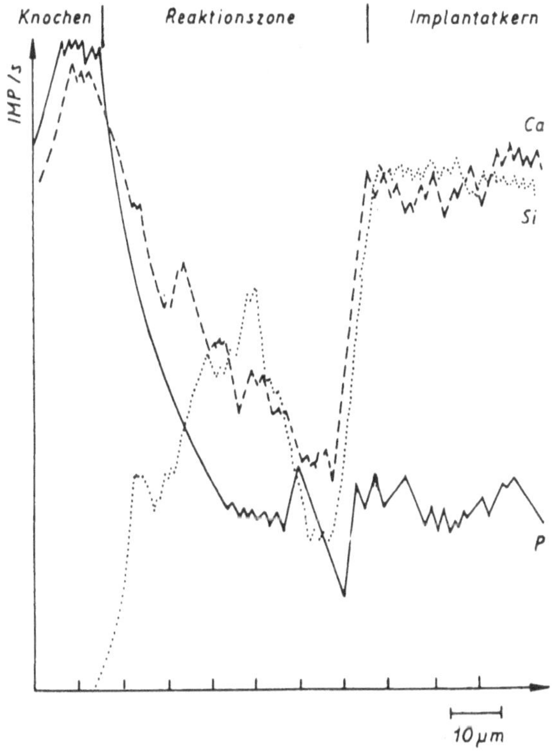

Abb. 13 Summationskurve von Einzelmessungen zur Elementverteilung in der Verwachsungszone von PCS-Biovitrokeram

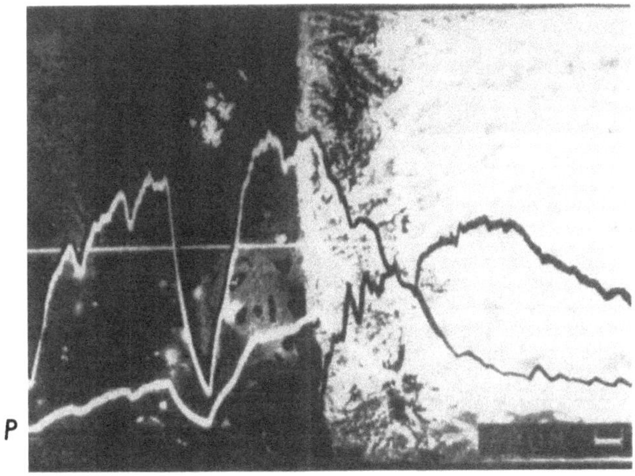

Abb. 14a

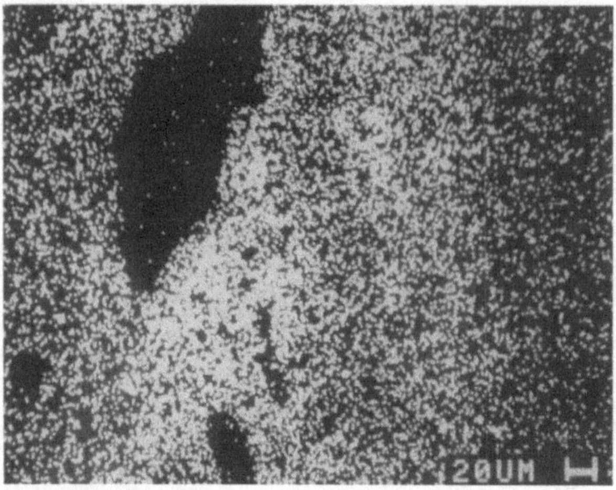

Abb. 14b

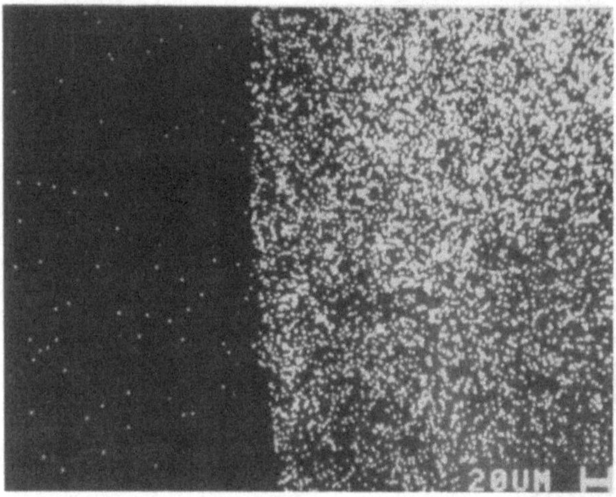

Abb. 14c

Abb. 14 Überlagerung einer PCS-Rückstrahlelektronenaufnahme und einer ESMA-line-scan-Darstellung der Verwachsungszone (a) sowie mit überlagertem Flächenscan der Elemente Ca (b) und Si (c)

Abbildung 15 zeigt wiederum eine Analysensummenkurve, konstruiert aus Einzelbestimmungen an einem PCAS-Implantat mit umgebendem Knochen, die beide gemeinsam extrahiert wurden. Deutlich ist hier nach gleicher Liegedauer die Ausbildung einer sehr schmalen Reaktionszone sowie die Aufrechterhaltung eines Zwischenraumes (Knochen-Implantat), der bereits mit Bindegewebe gefüllt wurde, zu erkennen. Bemerkenswert ist die Ausbildung einer

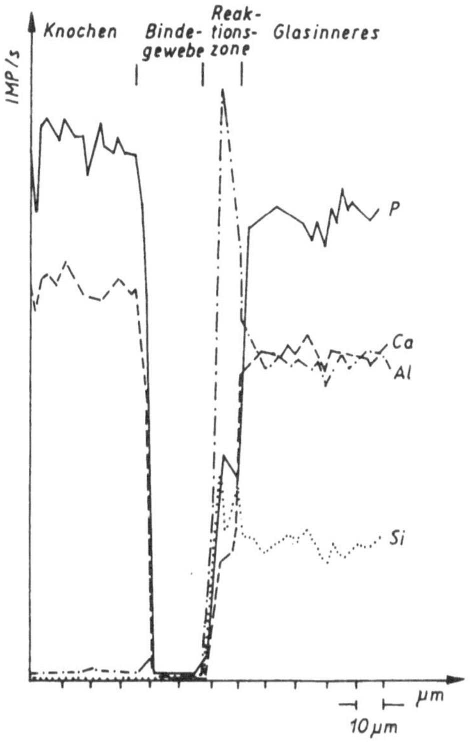

Abb. 15 Summationskurve von Einzelmessungen zur Elementverteilung im Übergangsgebiet Knochen – Bindegewebe – PCAS-Implantat

Si- und besonders Al-haltigen protektiven Schicht, die eventuell gemeinsam mit dem stark verminderten Ca-Gehalt der Reaktionsschicht für das bioinaktive Verhalten dieses Implantates verantwortlich zu machen ist.

In Abbildung 16 ist eine Rückstrahlelektronenaufnahme, die bereits deutlich den bestehenden Spalt zwischen Knochen und Implantat zeigt, mit Flächen-scan-Aufnahmen von Ca, P und Al überlagert, wodurch das inerte Verhalten im Spalt nochmals deutlich wird. Hieraus folgt, daß Vitrokerame aus dem System PCS zwei Reaktionsgrenzschichten bilden, wobei in der äußeren Ca- und P-Verbindungen angereichert sind, wodurch Folgereaktionen im dargelegten Sinne begünstigt werden. Solche Implantate sind mit hervorragender Bioaktivität ausgestattet und ergeben relativ rasch bindegewebsfreie feste Verwachsungen. Aluminiumhaltige Vitrokerame des Systems PCAS bilden demgegenüber protektive hochaluminiumhaltige Schichten mit vermindertem Ca-Gehalt in der Korrosionszone aus, die die Bioaktivität äußerst

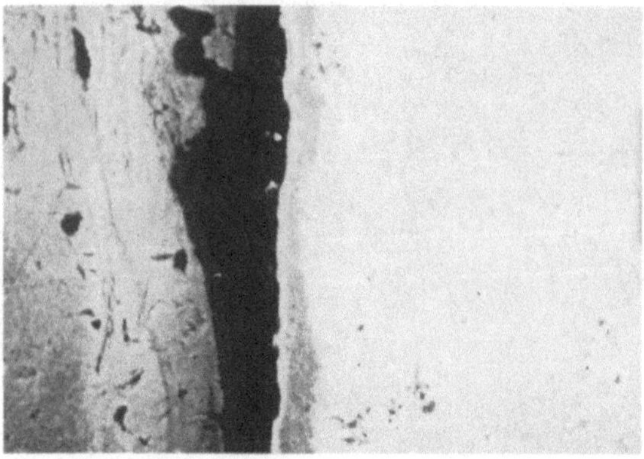

Abb. 16a

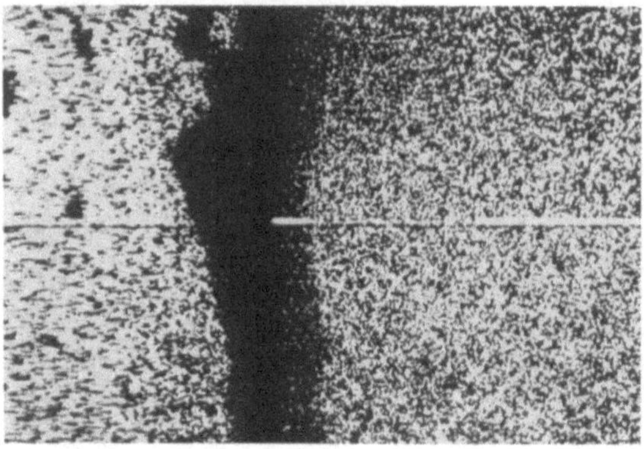

Abb. 16b

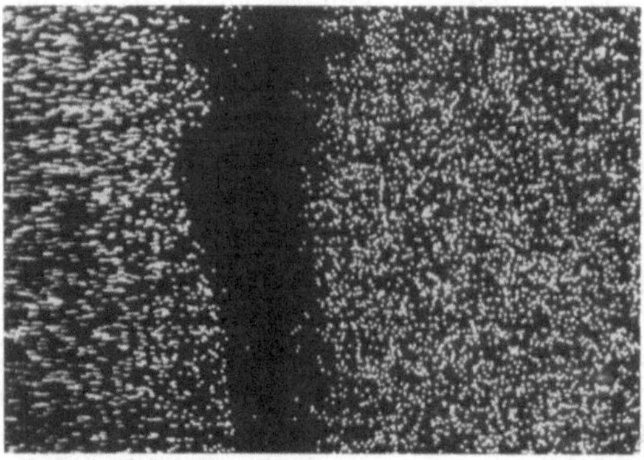

Abb. 16c

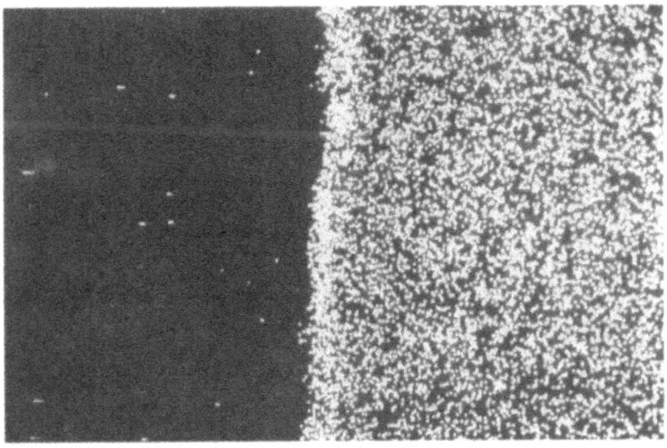

Abb. 16d

Abb. 16 Rückstrahlelektronenaufnahme (a) und überlagerte Flächen-scan-Darstellungen der Elemente Ca (b), P (c) und Al (d) des Implantatmaterials PCAS

stark herabsetzen und zur bindegewebigen Einscheidung des Implantates führen, wodurch jede Verwachsung verhindert wird.

Dieses Material erscheint für die Substitutionsimplantation anstelle von Knochenhartgewebe ungeeignet. Ob es eventuell für Implantationen, die Kontakt zum Weichgewebe haben, geeignet ist, muß geprüft werden. PCS-Implantate haben bei entsprechenden Versuchen nach $^1/_2$ bis $^3/_4$ Jahren zu unerwünschten Reaktionen entsprechend ihrer hohen Bioaktivität geführt.

Abschließend sollen noch einige Einsatzbeispiele von Biovitrokeram in tierischem bzw. menschlichem Knochen gezeigt werden.

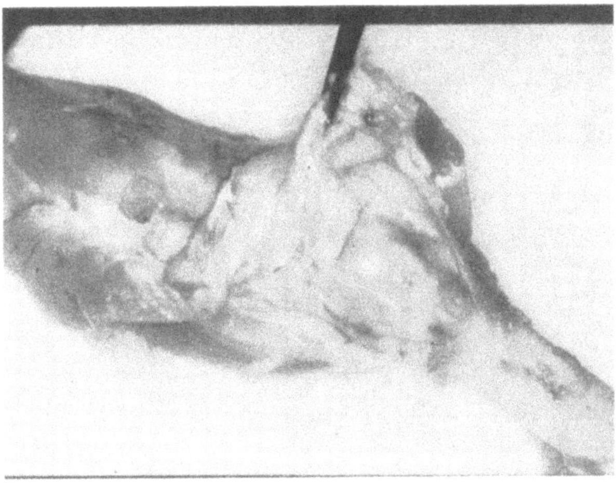

Abb. 17a

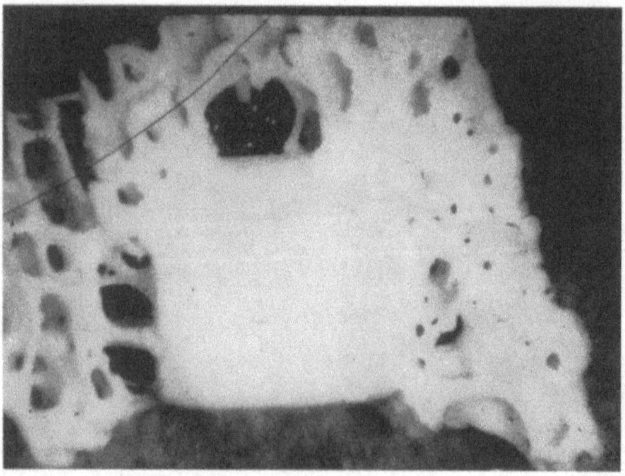

Abb. 17b

Abb. 17 Bioaktives Implantat in einem Kaninchen-Kniescheibenknochen

In Abbildung 17 ist ein Vitrokeramimplantat zu erkennen, das in einen Kaninchen-Kniescheibenknochen eingewachsen war und mit diesem extrahiert wurde. Bemerkenswert ist, daß auch der Markhohlraum – angeregt durch das Vitrokerammaterial – partiell durch Knochenneubildung zugewachsen ist.

Ähnliches zeigt die Verwachsung in einem Minischwein-Röhrenknochen, wie Abbildung 18 ausweist, bei dem ebenfalls der Markhohlraum durch die implantatbewirkte Knochenneubildung verkleinert wurde.

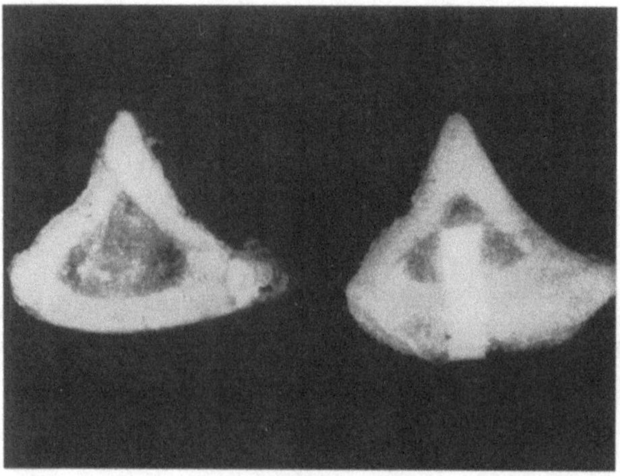

Abb. 18 Bioaktives Implantat in einem Minischwein-Röhrenknochen (Markhohlraum durch Verwachsung verkleinert)

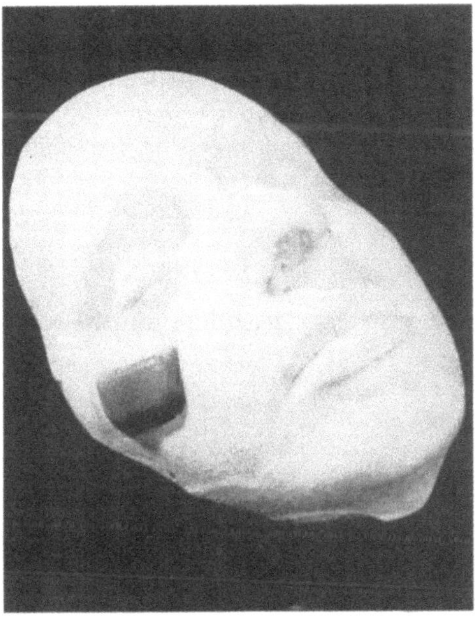

Abb. 19 Ersatz eines Jochbeinknochens beim Menschen durch Biovitrokeram (Nachbildung)

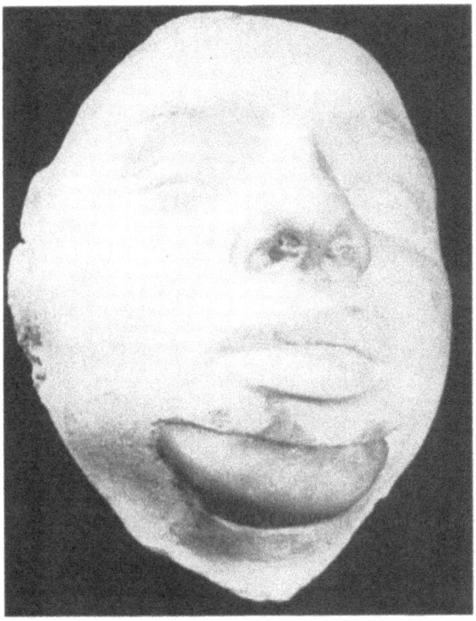

Abb. 20 Ersatz eines Kinnknochens beim Menschen durch Biovitrokeram (Nachbildung)

Schließlich sind auf den letzten beiden Abbildungen 19 und 20 die Ergebnisse erster in der DDR durchgeführter Implantationen im Schädelbereich – je ein Jochbein- und Kinnbeinersatz – des Menschen im Modell dargestellt.

Diese Ergebnisse – wie auch weitere im Rahmen des ersten Erprobungsabschnittes gewonnene – werden zum Eignungsnachweis für den routinemäßigen Einsatz im humanmedizinischen Bereich beitragen.

Literatur

[1] Clark, Pantano u. Hench: Corrosion of Glass, 1979, Books f. Industr., New York.

Volker Thieme/Herbert Hofmann

Der Einsatz der Biovitrokeramik zum alloplastischen Hartgewebeersatz im Kiefer-Gesichtsbereich
Eine tierexperimentelle und klinische Studie

1. *Einleitung*

Der konstruktive und rekonstruktive Ersatz von Hartgewebedefekten im Bereich des Gesichts- und Hirnschädels besitzt aus funktionellen und ästhetischen Gründen eine große medizinische Bedeutung. So können angeborene und erworbene Defekte, wie sie nach Tumorresektionen, Knochenentzündungen und Trümmerfrakturen entstehen, nicht nur zu schweren Störungen biologischer Funktionen führen; sie werden vom Betroffenen selbst und dessen Umwelt in besonderem Maße psychisch reflektiert und wirken sich nachhaltig auf die Persönlichkeitsstruktur und soziale Integration des Patienten aus.

Die Verwendung biologischen Materials unterliegt aufgrund der antigenen Eigenschaften von Gewebs- und Organtransplantaten bisher einer grundsätzlichen Einschränkung. Die sichersten Erfolgsaussichten unter den genetisch verschiedenen Formen der Knochentransplantate bietet der autogene Knochenspan. Er ist jedoch mit dem Nachteil der Zweitoperation, der begrenzten Verfügbarkeit und einer postoperativ einsetzenden partiellen Resorption belastet. So behält der Gedanke, nicht-biologisches Material zum Hartgewebeersatz zu verwenden, auch weiterhin seine Aktualität.

Die „klassischen" Implantatmaterialien, wie bestimmte Metalle und Metall-Legierungen, Polymere und Oxidkeramiken, werden vom Organismus nur toleriert. Ein direkter physiko-chemischer Verbund zwischen Implantatoberfläche und periimplantärem Gewebe erfolgt nicht. Es bildet sich stets eine vom Grad der Biokompatibilität abhängige bindegewebige Zwischenschicht (Narbe) im Interfacebereich aus. Dadurch wird die vollständige Integration in den Gewebsverband verhindert. Insbesondere unter dynamischer Belastung kann es zur fortschreitenden Implantatlockerung und Abstoßung kommen.

Mit der Biovitrokeramik des Typs P_2O_5-CaO-SiO_2 (PCS) wird demgegenüber eine implantologische Problemlösung angestrebt, die neben einer hohen Biokompatibilität und Biostabilität auch eine funktionelle Einheit zwischen Implantat und Implantatlager gewährleistet.

Nach dem Konzept der „Bioaktivität" sollen von der Implantatoberfläche solche Ionen und Ionengruppen in Lösung gehen, die den Stoffwechselprozessen des umgebenden Gewebes als physiologisches Substrat dienen können und damit eine stimulierende Wirkung auf die Wundheilung und Knochenbildung ausüben. Die spezifische Oberflächenreaktivität des PCS-Systems kommt dieser Forderung sehr nahe [1, 2, 3, 4, 5].

In tierexperimentellen Untersuchungen konnten wir die Dynamik der Entstehung bindegewebsfreier Knochenverbundzonen an der Implantatoberfläche untersuchen. Unter Berücksichtigung der festkörperphysikalischen Parameter des PCS-Vitrokeramik-Systems wurden die Indikationen zum alloplastischen Hartgewebeersatz am Kiefer-Gesichts- und Schädelskelett erarbeitet. Die ersten klinischen Erfahrungen umfassen einen Zeitraum von 3 Jahren.

2. *Morphometrische Bestimmung des bindegewebsfreien Anteils direkter Knochen-Verbundzonen an der Implantatoberfläche*

Zylinderförmige Probekörper aus PCS-Vitrokeramik (glattwandig, Höhe 3,5 mm, Durchmesser 2,5 mm) wurden in das Planum tibiae (Corticalis) erwachsener Kaninchen beiderlei Geschlechts der Rasse „Helles Großsilber"

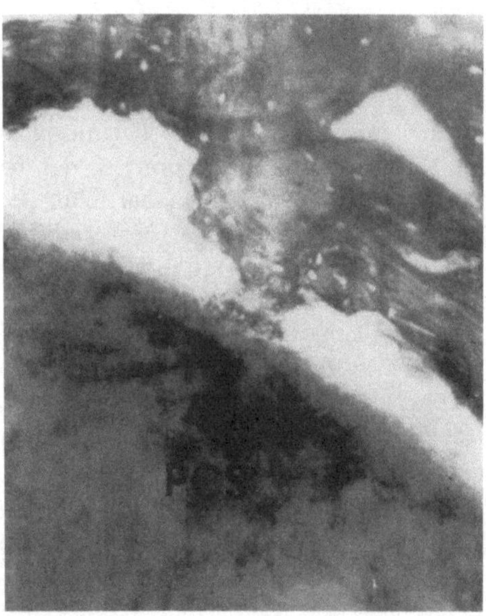

Abb. 1 Interface zwischen Knochen und PCS-Vitrokeramik 4 Wochen post inplantationem. Direkter Verbund durch grazile Knochentrabekel (Sägeschnitt, Gomori, 150×)

über einen Zeitraum von 4 bis 52 Wochen implantiert. Nach der Entnahme gewannen wir von den unentkalkten, in Polymethylmethacrylat eingebetteten Knochen-Implantat-Präparaten Sägeschnitte von ca. 70 bis 300 μm Dicke. Die Schnitte wurden im Oberflächenfärbeverfahren nach GOMORI, GIEMSA und GOLDNER gefärbt und anschließend fotografiert. Die Messung der Knochen-Verbundstrecken am Kreisumfang der Implantate erfolgte in Abhängigkeit von der Liegedauer.

Es zeigte sich, daß die Implantatkörper nach einer vierwöchigen Implantationsdauer noch überwiegend von einem zell- und gefäßreichem Bindegewebe umgeben waren. Herdförmig konnten jedoch innerhalb dieser Bindegewebsmembran grazile Knochentrabekel beobachtet werden, die pfostenartig die Implantatoberfläche erreichten (Abb. 1). Der mittlere prozentuale Anteil der knöchernen Verbundzonen betrug zu diesem Zeitpunkt 8%. Mit längerer Liegedauer konnten zunehmend breitere Zonen des bindegewebsfreien Knochen-Implantat-Verbundes nachgewiesen werden. Der neugebildete, periimplantäre Knochen unterschied sich zunächst in Struktur und Faserverlauf noch deutlich vom „alten" Knochen des Implantatlagers. Nach 12 Wochen war der Verbundanteil auf 34,2% angestiegen (Abb. 2). Im weite-

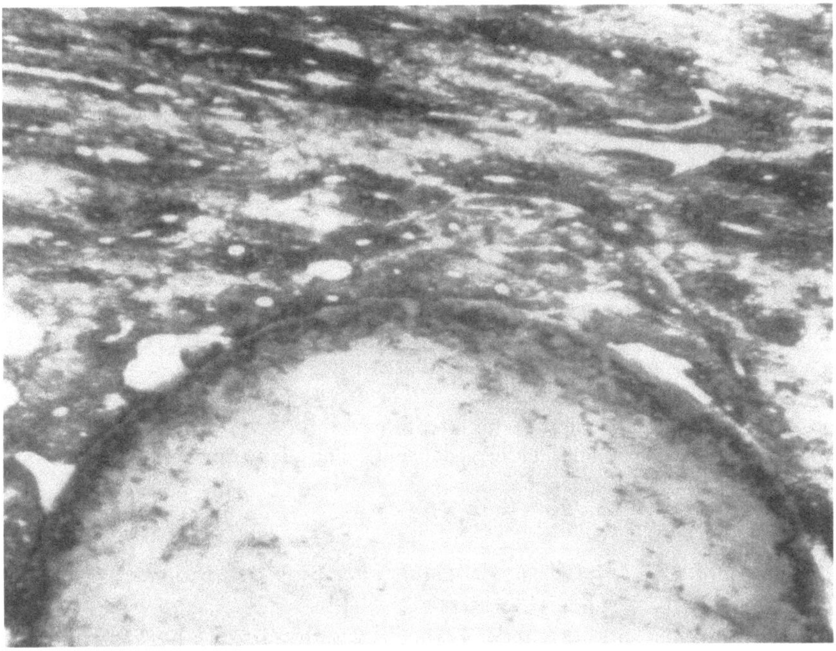

Abb. 2 Interface zwischen Knochen und PCS-Vitrokeramik 12 Wochen post inplantationem. Breite Verbundzonen zwischen neugebildetem Knochen und Implantatoberfläche (Sägeschnitt, GOMORI, 40×)

ren Verlauf kam es auf der Basis von Umbauvorgängen zu einer weitgehenden Vereinheitlichung der Struktur des periimplantären Knochens, so daß eine Unterscheidung zwischen „neuem" und „alten" Knochen nicht mehr zu treffen war. Osteolytische und entzündliche Reaktionen traten ebensowenig auf wie überschießende Knochenneubildungen. Im Diagramm der Abbildung 3 wird die kontinuierliche Zunahme des Anteils der knöchernen Verbundzonen verdeutlicht. Nach 52 Wochen wurde ein Wert von 76% (Einzelmaximalwerte bis 93%) ermittelt. Weiterführende Untersuchungen am klinisch-orientierten Tiermodell konnten die Ausbildung derartiger Verbundzonen auch am Unterkiefer, den Augenhöhlenwänden und der Schädelkalotte des Hundes bestätigen [6]. Die PCS-Vitrokeramik erweist sich somit für den dauerhaften und festen alloplastischen Knochenersatz als besonders geeignet.

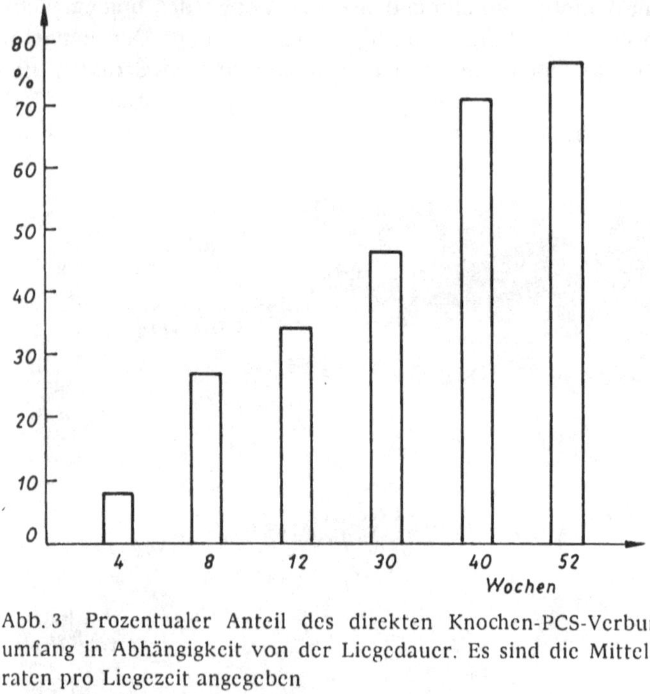

Abb. 3 Prozentualer Anteil des direkten Knochen-PCS-Verbundes am Implantatumfang in Abhängigkeit von der Liegedauer. Es sind die Mittelwerte von 16 Präparaten pro Liegezeit angegeben

3. *Indikationen zur klinischen Anwendung der Biovitrokeramik*

Die Sprödigkeit und geringe Wechsellastbeständigkeit der Vitrokeramc schließt eine hohe dynamische Kraftübertragung auf den Implantatkörper aus. So sehen wir die Indikation zur humanmedizinischen Anwendung vorrangig im Ersatz statisch belasteter Anteile des Schädelskeletts (Tab. 1).

Tabelle 1 Indikationen zum humanmedizinischen Einsatz der PCS-Vitrokeramik im Kiefer-Gesichts- und Schädelbereich

1. Unterkieferrekonstruktion nach partiellen Defekten ohne Kontinuitätstrennung,
2. Unterkiefer-Augmentationsplastik,
3. Kinnprofilplastik bei Mikrogenie,
4. Rekonstruktion von Jochbein- und Orbitawanddefekten,
5. Rekonstruktion kleiner und mittlerer Stirnbein- und Kalottendefekte.

Gerade hier stellt die PCS-Vitrokeramik eine ernst zu nehmende Alternative zum autogenen Knochentransplantat dar, da derartige Transplantate bei der für diese anatomischen Regionen charakteristischen geringen funktionellen Beanspruchung besonders leicht resorbiert werden. Zum Einsatz gelangen sowohl anatomisch präformierte als auch individuell angefertigte Implantatkörper (Abb. 4). Jedes Implantat wird präoperativ nach klinischer und röntgenologischer Vermessung durch entsprechendes Beschleifen mit Diamantwerkzeugen möglichst genau der Form des knöchernen Defektes angeglichen, um zeitraubende Korrekturen intra operationem zu vermeiden.

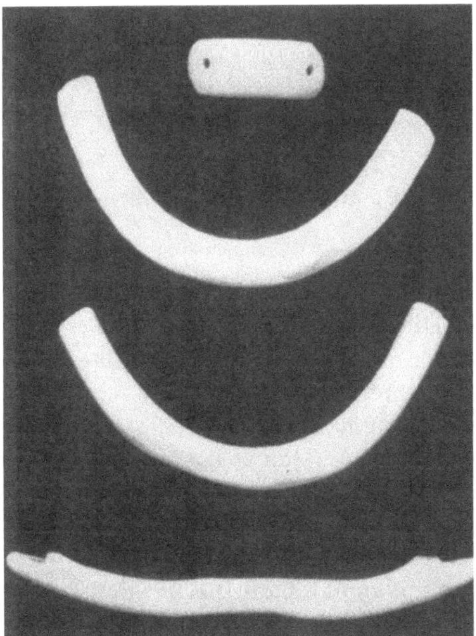

Abb. 4 Verschieden präformierte PCS-Vitrokeramik-Implantate

Einige typische Anwendungsbeispiele seien im folgenden demonstriert:

Unterkiefer-Augmentationsplastik

Patient J. P., Krankenblatt-Nr. 492/82. Die Vorstellung des 51jährigen Patienten erfolgte mit der Bitte um präprothetisch-chirurgische Behandlung des hochatrophischen Unterkiefers, da vorangegangene Versuche zur Eingliederung funktionstüchtiger Prothesen fehlgeschlagen waren. Im Gefolge des völligen Zahnverlustes war es zu einer Inaktivitätsatrophie des Unterkieferalveolarkammes gekommen (Abb. 5). Die Prothesen wurden durch die Wirkung der perioralen und Mundbodenmuskulatur ständig von der Unterlage abgehoben, so daß ein stabiler Sitz nicht mehr gewährleistet war.

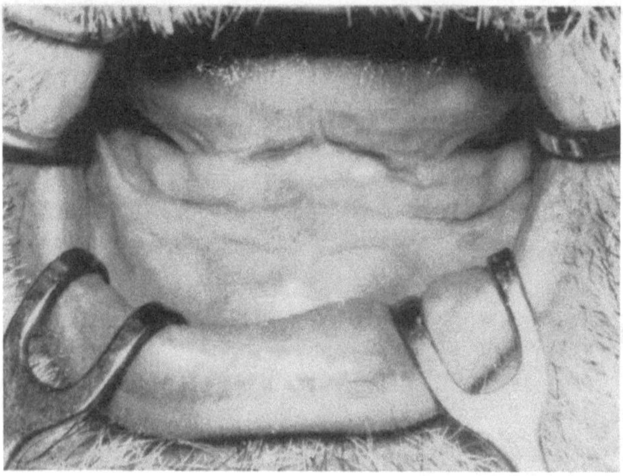

Abb. 5 Patient J. P. Hochgradig atrophischer Unterkieferalveolarkamm, anatomisch ungenügendes Prothesenlager

Wir entschlossen uns, eine Erweiterung des Prothesenlagers durch Erhöhung des Alveolarkammprofils mit Hilfe eines PCS-Vitrokeramik-Implantats durchzuführen. Dazu wurde der kraniale Anteil des Unterkiefers zwischen den Foramina mentalia von der Unterkieferbasis abgetrennt und angehoben. In den entstandenen Zwischenraum interponierten wir ein hufeisenförmiges, 6 mm hohes PCS-Vitrokeramik-Implantat (Abb. 6). Es konnte eine deutliche absolute Erhöhung des Unterkiefers erreicht werden. Die Einheilung des Implantats verlief unter antibiotischem Schutz komplikationslos (Abb. 7).

Später wurde das Operationsergebnis planmäßig durch eine Vestibulum- und Mundbodenplastik gesichert. Nach Abschluß der chirurgischen Behandlung erfolgte die Anfertigung entsprechender Prothesen für den Ober- und Unterkiefer durch den Stomatologen mit sehr gutem funktionellen Ergebnis.

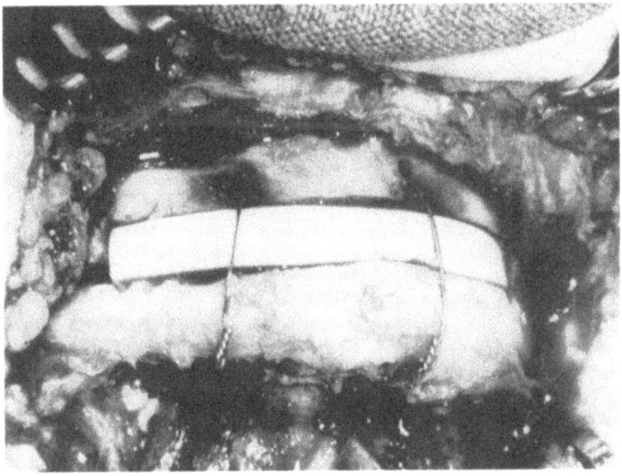

Abb. 6 Patient J. P. Unterkiefer-Augmentationsplastik nach der Sandwich-Technik. OP-Situs nach Fixation des kranialen Fragments und des interponierten PCS-Implantats durch 2 Drahtligaturen

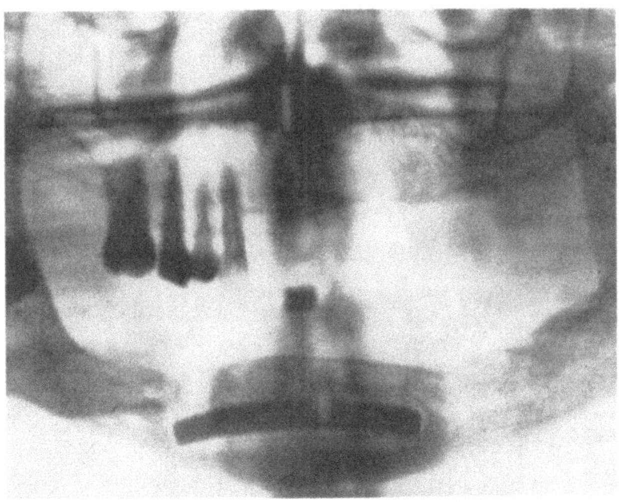

Abb. 7 Patient J. P. Röntgenbild nach Abschluß der Einheilungsphase

Rekonstruktion eines Orbitabodendefektes

Patientin E. H., Krankenblatt-Nr. 464/81. Die 52jährige Patientin hatte 1979 einen Verkehrsunfall erlitten. Dabei war es zu multiplen Frakturen des zentralen und lateralen Mittelgesichtsskeletts mit Verlagerung des rechten Jochbeins in kaudaler Position gekommen. Der rechte Augenbulbus war um

3 mm gegenüber dem linken abgesunken. Die funktionellen und ästhetischen Störungen veranlaßten die Patientin, unsere Klinik aufzusuchen (Abb. 8 bis Abb. 11).

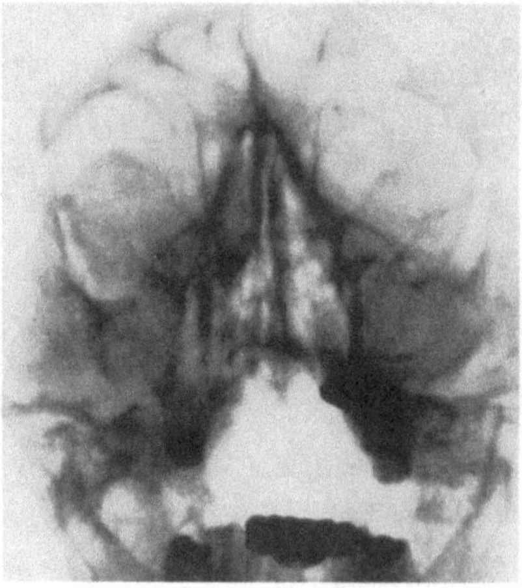

Abb. 8 Patientin E. H. Röntgenbild der disloziert verheilten Jochbeinfraktur rechts mit abgesunkenem Orbitaboden

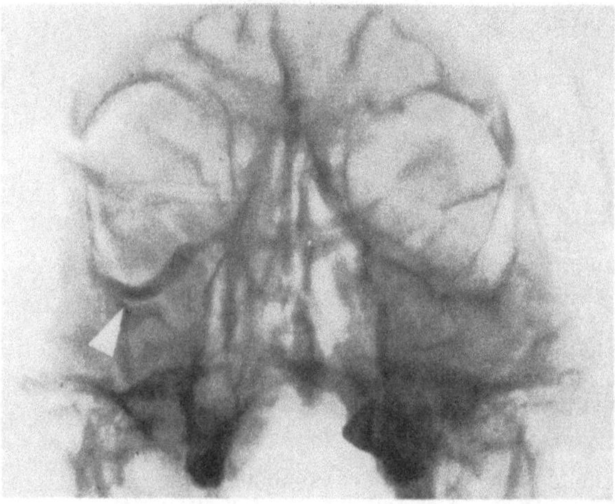

Abb. 9 Patientin E. H. Röntgenbild nach Rekonstruktion des rechten Orbitabodens

Um der Patientin den aufwendigen Eingriff einer Reosteotomie des gesamten dislozierten Jochbeins zu ersparen, wurde die Anhebung des rechten Augenhöhlenbodens mit Hilfe eines PCS-Implantates festgelegt. Nach dem Studium der Röntgenbilder fertigten wir präoperativ mehrere in Form und

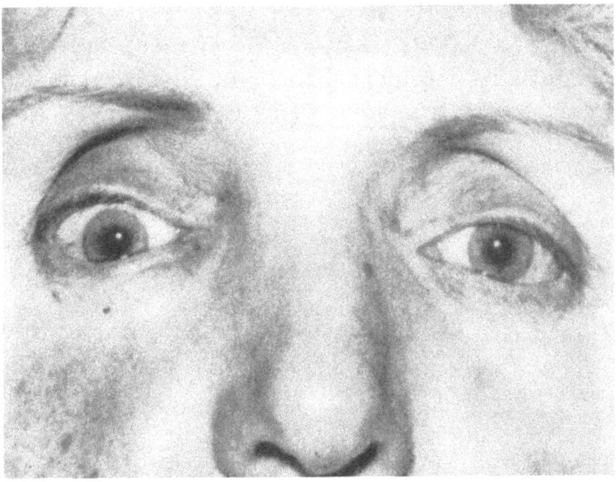

Abb. 10 Patientin E. H. Zustand präoperativ. Tieflage des rechten Augenbulbus

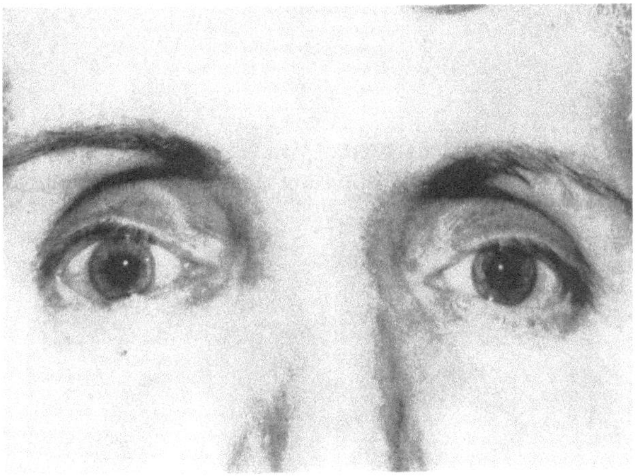

Abb. 11 Patientin E. H. Postoperatives Ergebnis

Größe den anatomischen Verhältnissen angeglichene Implantatkörper an. Während der Operation erweist sich eines der vorbereiteten Implantate als nahezu ideal angepaßt, so daß nur geringe Korrekturen erforderlich sind. Das Implantat wird mit einer Drahtnaht fixiert. Die Wundheilung verläuft unkompliziert. Postoperativ erscheint der rechte Augenbulbus wieder in der korrekten Höhe. Die klinische Kontrolle nach 3 Jahren ergab, wie bei allen mit PCS-Vitrokeramik-Implantaten versorgten Patienten, keinen Hinweis auf pathologische Veränderungen im ehemaligen Operationsgebiet.

Rekonstruktion eines Stirnbeindefektes

Patient M. N., Krankenblatt-Nr. 271/82. Der 40jährige Patient hatte 1977 eine Trümmerfraktur der mittleren Stirnbein-Glabella-Region erlitten. 1980 erfolgte die Behebung des ästhetisch störenden Defektes durch Einlagerung autogenen Rippenknorpels. Im weiteren Verlauf kommt es zur partiellen Re-

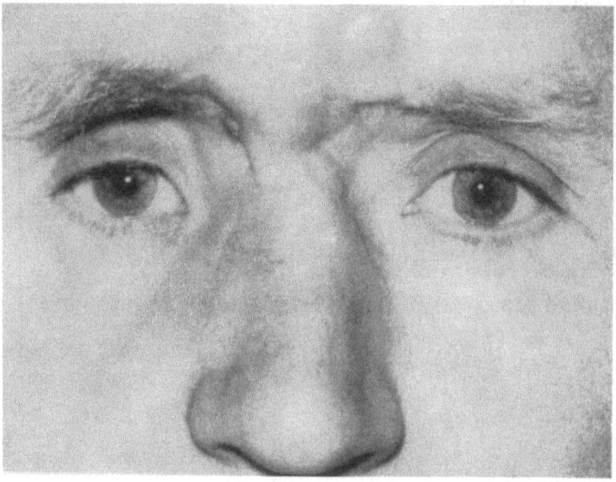

Abb. 12 Patient M. N. Zustand zwei Jahre nach Transplantation autogenen Rippenknorpels in den Stirnbeindefekt. Partielle Resorption mit unschöner Höckerbildung

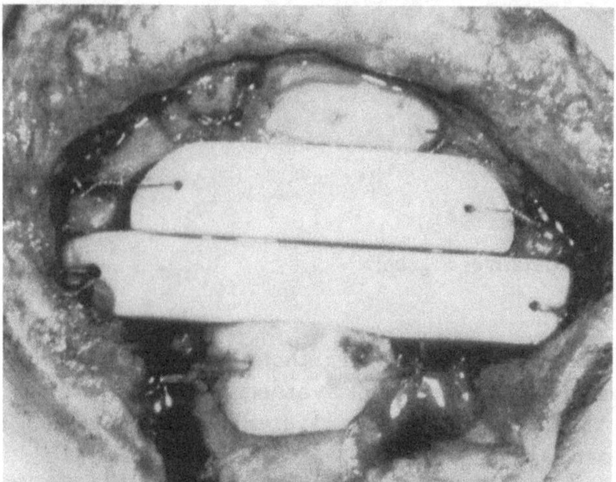

Abb. 13 Patient M. N. Operationssitus. Die basalen Bereiche des Stirnbeindefektes wurden mit den verbliebenen Knorpelanteilen ausgefüllt. Defektüberbrückung durch zwei PCS-Vitrokeramik-Späne

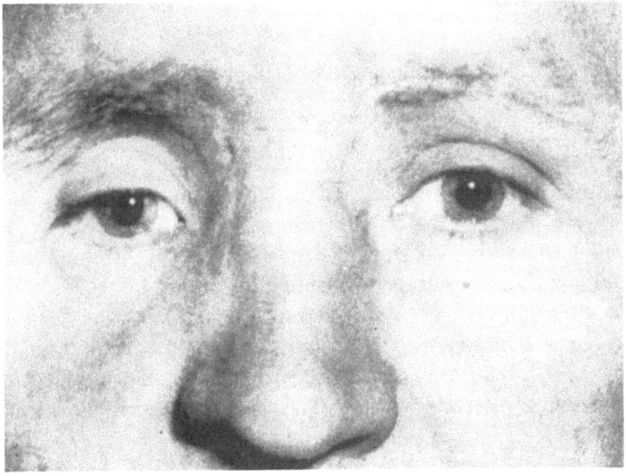

Abb. 14 Patient M. N. Postoperatives Ergebnis

sorption und Lockerung des Knorpeltransplantates. Es resultierte eine auffällige, höckrig-eingezogene Narbe (Abb. 12). Das Ergebnis ist ästhetisch unbefriedigend, so daß eine Korrektur vorgenommen werden muß. Nach Freilegung des ehemaligen OP-Gebietes wird das partiell resorbierte Knorpeltransplantat aus seinem Lager heraus gelöst, neu geformt und zur Ausfüllung des basalen Defektbereiches wieder eingepflanzt. Die Defektdeckung im Niveau des umgebenden Knochens erfolgt mit zwei spanförmigen Implantaten (Abb. 13). Die Fixation der Implantatkörper wird mittels 0,3 mm starken Drahtligaturen vorgenommen. Reizlose Wundheilung. Das Operationsergebnis kann als sehr gut eingeschätzt werden (Abb. 14).

4. *Zusammenfassung*

Nach Erteilung der Genehmigung zur Anwendung von PCS-Vitrokeramik-Implantaten am Menschen durch den Zentralen Gutachterausschuß für Arzneimittelverkehr wurde dieses Material bisher sieben Patienten implantiert. Bei richtiger Indikationsstellung und sorgfältiger präoperativer Vorbereitung der Implantatkörper können gute funktionelle und ästhetische Ergebnisse mit der PCS-Vitrokeramik erzielt werden. Die Einheilung verlief in allen Fällen ohne Störungen. Die Nachkontrollen, die bei einigen Patienten einen Zeitraum bis zu drei Jahren umfassen, ergaben keinen Hinweis für lokale Entzündungen oder allgemeine toxische Reaktionen. Den entscheidenden Vorteil der PCS-Vitrokeramik gegenüber allen anderen Werkstoffen zum alloplastischen Hartgewebeersatz sehen wir in der Möglichkeit der Ausbildung eines physiko-chemischen Verbundes mit der Knochenunterlage, so daß ein dauerhafter, stabiler Implantatsitz gewährleistet wird.

Literatur

[1] Thieme, V., H. Hofmann, H. Heiner, G. Berger, Th. Müller und M. Zieger: Einheilung von Bioglas und Biovitrokeramik in der Kaninchentibia. Zahn-, Mund- u. Kieferheilkd. 69 (1981) 707–718.

[2] Thieme, V., H. Hofmann, H. Heiner, G. Berger und G. Bochynek: Untersuchungen zur Oberflächenreaktivität enossal implantierter Biovitrokeramik nach unterschiedlicher Implantationsdauer. Z. Exper. Chirurg. 15 (1982) 310–320.

[3] Thieme, V., H. Hofmann, F. Schwabe, A. Dittmar und G. Berger: Grenzflächenuntersuchungen an Biovitrokeramik mittels protoneninduzierter Röntgenstrahlungsemission (PIXE). Dt. Gesundh.-Wesen 37 (1982) 1660–1662.

[4] Wihsmann, F. G., G. Berger, G. Bochynek, V. Thieme, H. Hofmann, S. Köhler und K. Retemeyer: Bioaktive Implantate auf der Basis von Vitrokeramikmaterialien. Wiss. Zschr. Friedrich-Schiller-Univ. Jena, Math.-Naturwiss. R. 32 (1983) 553–569.

[5] Thieme, V., H. Hofmann, H. Heiner, G. Bertram, G. Berger und B. Findeisen: Die Scherfestigkeit des Knochen-Implantat-Verbundes – Biomechanische und röntgenologische Untersuchungen an Biovitrokeramik- und Glaskohlenstoffimplantaten. Zahn-, Mund- u. Kieferheilkd. 71 (1983) 3–10.

[6] Hofmann, H., und V. Thieme: Der alloplastische Hartgewebeersatz im Kiefer-Gesichtsbereich unter besonderer Berücksichtigung der Biovitrokeramik und des Glaskohlenstoffs. Habilitationsschrift, Jena 1983.

ISSN 0138–3965

FSC
www.fsc.org
MIX
Papier | Fördert gute Waldnutzung
FSC® C083411

Zeitfracht Medien GmbH
Ferdinand-Jühlke-Straße 7
99095 Erfurt, Deutschland
produktsicherheit@kolibri360.de